Docteur V. FOUQUE

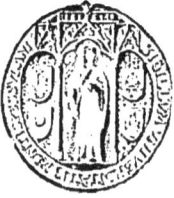

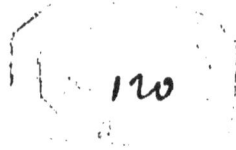

120

Contribution à l'Etude

des Psychoses

consécutives à la Grippe

MONTPELLIER

G. FIRMIN, MONTANE ET SICARDI

CONTRIBUTION A L'ÉTUDE

DES PSYCHOSES

CONSÉCUTIVES A LA GRIPPE

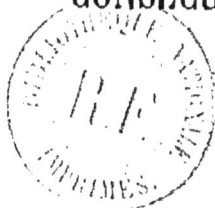

PAR

Victor FOUQUE

DOCTEUR EN MÉDECINE

LAURÉAT DE L'ÉCOLE DE MEDECINE

EX-INTERNE DU DISPENSAIRE DES ENFANTS MALADES (MARSEILLE)

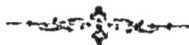

—✦—

MONTPELLIER

IMPRIMERIE Gustave FIRMIN, MONTANE et SICARDI

Rue Ferdinand-Fabre et Quai du Verdanson

—

1907

A MON PÈRE, A MA MÈRE, A MES SOEURS
A MES PARENTS ET AMIS

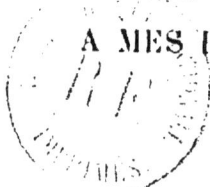

Je dédie cette thèse, humble hommage de ma reconnaissance et de ma tendre affection.

A MON PRÉSIDENT DE THÈSE

V. FOUQUE.

AVANT-PROPOS

Au moment d'accomplir le dernier acte de notre vie d'étudiant, il nous est un bien agréable devoir : celui de remercier publiquement tous ceux qui nous ont accordé leur appui, leur bienveillance ou leur amitié.

M. le professeur Combalat n'a jamais cessé de nous témoigner sa sollicitude. Pendant notre enfance nous dûmes, à plusieurs reprises, à son dévouement et à ses soins éclairés, de résister à la maladie. Au cours de nos études il s'est toujours intéressé à nous et nous a été un aide précieux, qu'il veuille bien agréer l'expression de notre profonde gratitude pour ce qu'il a fait pour nous et les nôtres.

M. le docteur Georges Lachaux, directeur de la Maison de santé de Sainte-Marthe (Marseille) nous a très aimablement guidé dans ce travail; nous l'en remercions vivement, mais lui sommes plus reconnaissant encore pour les preuves d'amitié qu'il nous a données ; elles sont de celles que nous ne pouvons oublier.

M. le docteur Alombert, médecin en chef à l'asile des aliénés (Marseille), a bien voulu nous accueillir dans son service et nous y laisser prendre trois des observations que nous publions dans notre travail; nous lui en sommes très obligé.

Que nos Maîtres de l'École de Médecine de Marseille, en particulier MM. les professeurs Perrin, Delanglade et

'Silhol, dont nous eûmes l'honneur d'être l'interne au dispensaire des Enfants malades, soient assurés de notre
dévouement.

Nous ne saurions terminer sans adresser un affectueux
souvenir à nos aimables camarades. Nous leur devons
d'avoir passé gaiement ces longues années d'étude, par
elles-mêmes souvent bien pénibles et bien dures. Puisse
l'avenir ne leur réserver que des joies et la carrière la
plus heureuse.

CONTRIBUTION A L'ÉTUDE

DES PSYCHOSES

CONSÉCUTIVES A LA GRIPPE

INTRODUCTION

L'esprit n'est point une entité, une faculté indépendante comme on l'a cru longtemps, il n'est que le résultat physiologique du bon fonctionnement des cellules de l'écorce du cerveau. Il ne doit donc plus aujourd'hui être question de maladies de l'esprit, il n'existe que des lésions ou des troubles de ces cellules.

« Il est presque oiseux, dit le professeur Gilbert Ballet, dans l'introduction de son Traité de pathologie mentale, de rappeler qu'on ne saurait pas plus concevoir scientifiquement une perception, une volonté, une mémoire indépendantes du fonctionnement de cette écorce, qu'une sécrétion biliaire indépendante du foie, une circulation indépendante du cœur et des vaisseaux. La pathologie mentale est donc étroitement subordonnée à la pathologie du cortex. » — « On ne saurait concevoir un trouble mental qui ne relèverait pas d'un changement matériel, connu ou inconnu, dans les conditions qui régissent la nutrition et le fonctionnement de ces neurones ».

Nombreuses et bien différentes sont les causes qui
peuvent amener ce changement matériel. Parmi elles,
une place importante doit être faite aux maladies infectieuses. Cette idée est cependant de date assez récente.
En 1861, le docteur Berthier, de Bourg, résumait en ces
termes l'opinion de ses contemporains qui régna encore
bien après lui : « Il y a deux mots en médecine qui
semblent s'exclure l'un l'autre, fièvre et aliénation mentale. » De nos jours il ne saurait exister de distinction entre le délire fébrile et celui de la folie, celle que
l'on peut faire est toute artificielle, il n'y a là qu'une
question de degré et de durée en rapport avec la cause,
fièvre, congestion ou toxines, qui entrave le bon fonctionnement des cellules corticales. Si cette cause amène des
lésions ou des troubles permanents, le délire deviendra
chronique et incurable.

Toutes les maladies infectieuses peuvent amener ces
complications cérébrales; parmi elles, il importe de citer
particulièrement : la pneumonie, l'érysipèle dont nous
eûmes l'occasion de constater un cas très net, dans le service du docteur Alombert, à l'asile de Marseille, chez une
femme qui présenta, près d'un mois durant, un accès de
manie intense, qui disparut complètement par la suite ;
les fièvres éruptives, la fièvre typhoïde, le rhumatisme et
enfin, et peut être surtout, la grippe ou influenza.

La relation de cause à effet qui existe entre la grippe et
la folie sera le sujet de notre thèse.

Toutefois il importe de faire une distinction. Par le
terme de grippe on désigne généralement cette affection
que le professeur Arnold Netter définit dans le nouveau
Traité de médecine de Brouardel et Gilbert « une maladie
épidémique caractérisée avant tout par son extrême géné-
ralisation et sa rapide excursion à la surface du globe » ;

autrement dit, cette épidémie, assez anologue par son invasion et sa marche au choléra asiatique et qui envahit l'Europe à certaines époques que nous rappellerons brièvement dans le chapitre suivant. Mais on donne aussi la même dénomination à une affection en quelque sorte endémique ou mieux sporadique, dont les symptômes sont identiques à ceux de la maladie épidémique et qui est peut-être pour elle ce que le choléra nostras est pour le choléra asiatique. La différence entre ces deux maladies grippe épidémique et grippe sporadique n'est pas encore établie. La bactériologie ne donne pas de renseignements certains. On ne sait pas si le bacille de Pfeiffer, que l'on croit être l'agent spécifique de la grippe épidémique, n'existe pas dans l'affection sporadique, si même il ne se trouve pas normalement comme le pneumocoque à l'état latent dans les cavités naturelles des sujets sains où il ne reviendrait virulent que sous certaines conditions encore inconnues (Voir l'article de Netter, Traité de Médecine Brouardel et Gilbert).

Quoi qu'il en soit, épidémique ou sporadique, la grippe présente les mêmes symptômes, la même évolution et aussi, croyons-nous, les mêmes complications, ainsi que nous voudrions l'établir par les observations que nous apportons.

Sa prédilection dans les deux cas pour le système nerveux est un fait bien connu. Avant d'en arriver à donner des psychoses, elle peut amener de ce côté toutes sortes de complications. Dans sa forme la plus ordinaire même, les phénomènes nerveux dominent souvent comme le démontre la description qu'en donne le professeur Grasset dans le *Montpellier Médical* de 1889-1890.

« Dans cette forme, dit-il, le début est souvent brusque, la maladie commence par des frissons, puis surviennent une fièvre ardente, une céphalalgie des plus violentes, des douleurs un peu partout (principalement dans les lombes ou le ventre, les jambes, les genoux), un mal de gorge intense, quelquefois des nausées et des vomissements ; l'agitation est extrême, l'anxiété grande, l'insomnie habituelle. Les nuits surtout sont mauvaises. Il semble que l'on commence une grave maladie.

» Et pourtant dès le lendemain le tableau s'atténue, la fièvre diminue vers le matin, quelquefois même elle tombe complètement mais il reste une lassitude extrême, de l'abattement, un invincible besoin de dormir. Le soir, les phénomènes d'excitation reparaissent, l'agitation et le malaise se montrent à nouveau...

» Ce qui domine après la fièvre, ce qui, au point de vue clinique, caractérise le tableau morbide, ce sont les phénomènes nerveux, le système nerveux est atteint brutalement dès le début ».

Ces phénomènes nerveux peuvent s'accentuer et amener, comme nous le disons plus haut, de graves complications. On pourra observer :

Une céphalalgie violente durant deux ou trois semaines, une asthénie telle que les malades ne peuvent soulever leurs membres, du délire de paroles et d'action, des phénomènes rappelant ceux de la méningite, de la méningite vraie, du coma, parfois un état léthargique particulier, connu en Italie principalement sous le nom de nona, des névralgies, des névrites, des névroses. Enfin le délire qui était passager peut devenir continu et se transformer ainsi en un délire vésanique. Ce délire continu peut s'établir à toutes les périodes de la maladie. Le professeur Mairet et le docteur Kraepelin en distinguent trois sortes : le délire initial, le délire de la période d'état, le délire de la convalescence. Le délire initial et de la période d'état n'offre pas grande gravité ; en général lié à la fièvre, il tombe avec elle et intéresse plutôt le médecin que l'aliéniste qui n'observe guère que les délires survenus au moment de la convalescence et qui ont nécessité l'internement des malades atteints.

Dans les chapitres suivants nous rappellerons les principaux travaux qui ont été faits sur cette question, les principales observations publiées, nous citerons ensuite les nôtres, indiquerons les principales formes que revêtent ces psychoses, quel est leur pronostic, leur étiologie probable ; nous terminerons en disant quelques mots sur le traitement à instituer en pareille occurrence et donnerons nos conclusions.

HISTORIQUE

Toutes les publications françaises que nous avons pu trouver, traitant des rapports de la grippe et de la folie, ne considèrent que la grippe épidémique. A peine avons-nous pu réunir quelques observations pouvant se rattacher, semble-t-il, à l'affection sporadique. Il est certain que si nos moyens d'investigation avaient été plus étendus, nous en aurions trouvé bien davantage. En effet, nous en avons emprunté trois à la seule thèse du docteur Feuillade, et nous avons pu, dans notre cercle très restreint, en recueillir quatre inédites.

Toutefois, comme l'analogie entre les deux affections est complète nous pensons pouvoir appliquer à l'une ce qui a été dit de l'autre.

Avant la grande pandémie de 1889-1890, on trouve peu de documents probants sur la question qui nous intéresse. Cependant, les épidémies de grippe étaient connues depuis fort longtemps. Nous lisons dans le nouveau Traité de médecine de Brouardel et Gilbert, article « grippe » que Hirsch signale des épidémies survenues en 1173, 1323, 1328, 1387. Mais il serait bien inutile de rechercher dans les relations de cette époque, et même dans celles des épidémies plus récentes des XVIIe et XVIIIe siècles, un document vraiment sérieux. La psychiatrie n'existait pas et les idées régnantes faisaient considérer l'aliéné comme un être en quelque sorte surnaturel. Il faut reconnaître, toutefois, que certains médecins ont remarqué que ces épidémies s'accompagnaient de troubles nerveux et cérébraux, mais ils ne les ont pas décrits. Ainsi, on peut lire, dans le compendium de médecine de Monneret et Fleury, sous la dénomination de « grippe encéphalique nerveuse » : « Ici les symptômes thoraciques et abdominaux sont légers et les symptômes encéphaliques se présentent, au contraire, avec une grande intensité. C'est dans cette forme qu'on observe des crampes, des mouvements convulsifs, de l'agitation, de l'insomnie, quelquefois il survient du délire. » Mais quel était ce délire ? était-il passager ou durable ?

Dans l'épidémie de 1385-87, les commentateurs signalent de la toux et des symptômes cérébraux. En 1520, éclata une épidémie qui s'étendit à peu près à toute l'Europe, les troubles intellectuels sont signalés, mais toujours non décrits. Mezeray avance que cette affection « était accompagnée de fièvre chaude et de fâcheux délire ». En 1580, nouvelle invasion qui s'étend, non seulement à toute l'Europe, mais encore en Asie et en Afrique. « Beaucoup de malades moururent frénétiques », disent les auteurs de l'époque. Durant le XVIIe et le XVIIIe siècles, la maladie fit de nombreuses apparitions ; on peut en retrouver la liste dans les ouvrages de Gluge, Ozanam, Hirsch, Thompson. Les symptômes nerveux et cérébraux, toujours constatés, ne sont pas mieux décrits.

Ce n'est qu'à la fin du siècle dernier qu'on trouve des documents certains. Rush, médecin de Philadelphie, indique expressément, en 1790, la perte de raison comme complication possible ; il cite des cas qu'il a observés chez plusieurs de ses malades, dont l'un, dans un accès, se précipite par la fenêtre. Bonnet, de Bordeaux, écrit à propos de l'épidémie de 1837 : « Un autre cas assez digne de remarque est celui d'un individu chez lequel la grippe provoqua une manie furieuse, qui n'est pas encore guérie ». Pétrequin, dans un mémoire où il rassemble les documents qui peuvent servir à l'histoire de la grippe de 1837, en France et en Italie, signale des cas d'aliénation.

En 1889-1890, éclata la dernière grande pandémie, qui, après avoir fait son apparition en Asie centrale, passa en Russie, en Allemagne, en Autriche, en France, en Italie, atteignit l'Angleterre, puis gagna l'Amérique. Dès lors, les publications et les observations détaillées abondent, soit dans la littérature médicale française, soit dans celle des pays voisins. En France parurent dans l'année 1890, les articles du professeur Mairet « Grippe et aliénation mentale », qui cite de nombreuses observations de psychoses, prises dans son service à l'asile de Montpellier, soit dans sa clientèle — nous reviendrons, au cours de notre travail, sur cet article et les observations qu'il contient — ; du docteur Bidon, qui dans le *Marseille Médical*, donne une étude d'ensemble des complications nerveuses de la grippe et en particulier des psychoses qui peuvent lui faire suite ; du docteur Seglas, « Délire dans l'influenza, Société Médicale des Hôpitaux ». La même année parut la thèse du docteur Leledy, interne à l'asile de Beauregard (Bourges), qui donne une étude générale de la question, rappelle les observations parues jusqu'alors, et en publie un assez grand nombre de personnelles.

En 1892, dans le *Lyon Médical*, le professeur Pierret et son élève, le docteur Paret, citent l'observation d'un malade qui, après une atteinte d'influenza, présenta de la mélancolie et de la stupeur. En 1893, parut dans la *Gazette des Hôpitaux*, l'article du docteur Toulouse.

Quelques années plus tard, en 1899, le docteur Feuillade, interne à l'asile de Bron (Lyon), traite dans sa thèse « Des manifestations délirantes qui marquent le déclin des maladies infectieuses », et rapporte trois observations personnelles de psychoses grippales particulièrement intéressantes pour nous, car elles semblent devoir se rapporter à l'affection sporadique.

A l'étranger, nombreuses furent aussi les publications ; il convient de citer celles du docteur Ladame, de Genève ; celles de ses confrères, les docteurs Revilliod et Mayor, parues dans la *Revue Médicale de la Suisse Romande* (1890) ; des aliénistes anglais, Althaus entre autres, qui, en 1893, reprend toutes les observations publiées avant lui en Angleterre, en France et dans les pays voisins, les compare aux psychoses consécutives aux autres maladies infectieuses et traite des formes qu'elles présentent. En Allemagne, nous citerons les travaux d'Ahrens, Leyden, Becker et Kræpelin.

OBSERVATIONS

Bien des cas de psychoses consécutives à la grippe ont été observés lors de la dernière grande épidémie de 1889-1890, soit en France, soit à l'étranger. Il nous serait facile de multiplier les exemples, mais ces observations sont bien connues et ont été publiées par leur auteur tout d'abord, puis à nouveau dans plusieurs travaux d'ensemble sur la question. D'autre part, elles se rattachent nettement à la grippe épidémique ou plutôt pandémique ; or, nous avançons, dans le premier chapitre de notre thèse, que la grippe sporadique, qui a les mêmes symptômes que celle-ci, pourrait bien avoir parfois les mêmes complications ; nous avons donc tenu à ne rapporter que des exemples à l'appui de notre hypothèse, c'est-à-dire recueillies en dehors de toute épidémie. Nous n'avons pu en réunir que sept, trois empruntés à la thèse du docteur Feuillade, ancien interne à l'asile de Bron, et quatre inédits, un communiqué par le docteur G. Lachaux, trois, pris dans le service du docteur Alombert, médecin en chef à l'asile Saint-Pierre (Marseille).

OBSERVATION PREMIÈRE

(Empruntée à la thèse du docteur Feuillade)

X..., repasseuse, 39 ans, entrée le 8 août 1895, sortie le 10 octobre. Confusion mentale, suite de grippe.

Antécédents héréditaires. — A sa mère âgée de 82 ans, qui est paralysée. Père mort à 45 ans, après dix jours de maladie. Onze frères ou sœurs, dont trois morts, l'un à l'hospice du Perron (Lyon), à 48 ans, épileptique, un autre à 28 ans de la variole, un troisième à 7 ans, d'affection indéterminée. Les huit autres frères ou sœurs sont bien portants.

Antécédents personnels. — La malade a été réglée régulièrement à l'âge de 10 ans. A 19 ans, la malade a fait un séjour de trois mois à l'Hôtel-Dieu pour un torticolis. On l'électrisait, elle prenait des crises et ne sentait pas la piqûre d'épingle. A 25 ans, elle eut la fièvre typhoïde.

La malade n'a pas d'enfants, n'a jamais eu de fausses couches. On ne note ni syphilis, ni alcoolisme. C'est une malade très nerveuse ; on lui a ordonné, à maintes reprises, des pilules d'éther, de la poudre de charbon.

La malade s'est mise à délirer après un séjour au lit de quelques jours. Elle aurait eu de la courbature, de la faiblesse dans les membres, des douleurs articulaires, de la rachialgie, de la céphalée. Elle est alors amenée à l'asile le 8 août 1895.

A l'examen physique, on note surtout des troubles du côté de l'appareil digestif, et une température de 38°2 à 38°7.

Au point de vue mental, la malade répond très mal aux questions qu'on lui pose. Elle dit avoir 10 ans et ne sait quelle est l'année de sa naissance. De temps en temps, elle regarde fixement, les pupilles dilatées, puis subitement s'excite et pro-

2

fère des paroles incohérentes. Elle a des hallucinations de
l'ouïe, entend des voix, leur répond et croit percevoir le bruit
des pas de son mari.

Du 10 au 22 août. — L'état mental de la malade est sen-
siblement le même, l'état général est mauvais, les troubles
digestifs dominent.

Du 22 août au 10 septembre. — L'état physique s'améliore et l'état mental suit une marche parallèle. Le délire tend
à disparaître ; il n'y a plus d'hallucinations.

30 septembre. — La guérison est parfaite. La malade quitte
l'asile.

Nous devons relever dans cette observation que la malade a été atteinte de grippe en août 1895, en dehors de toute
épidémie ; son cas peut donc se rattacher à l'affection sporadique. Il convient aussi de souligner ses antécédents héréditaires et personnels. Sa mère est paralysée, un de ses frères
est mort épileptique dans un hospice. Elle-même est une nerveuse, elle avait « des crises, ne sentait pas les piqûres d'épingle », il semblerait même y avoir chez elle un fonds d'hystérie.
En tout cas, X... était une prédisposée.

Observation II

(Empruntée à la la thèse du docteur Feuillade. — Observée dans le service
de M. le professeur Porret)

X.... 31 ans, domestique, entrée le 22 novembre 1898, sortie le 21 février 1899. Confusion mentale, avec hallucinations
de l'ouïe et de la vue, suites de grippe.

Antécédents héréditaires. — Le père de la malade est bien
portant, il est âgé de 73 ans. Sa mère, âgée de 69 ans, est
une personne d'intelligence faible, un peu nerveuse.

La malade a eu sept frères ou sœurs : l'un est mort en naissant, trois sont morts dans la première année, le premier de convulsions à 3 mois, le second d'une fluxion de poitrine, le troisième de maladie indéterminée. Deux frères de la malade jouissent d'une bonne santé ; l'aîné, toutefois, a souvent des idées bizarres : il chante au milieu de la nuit, est toujours content. La malade a encore une sœur bien portante.

Antécédents personnels. — Née à terme, n'a jamais eu de maladies dans son enfance ; réglée à 18 ans seulement.

Au commencement d'octobre 1898, la malade devait se marier, la chose ne put se faire et elle en éprouva un vif chagrin. Elle contracta la grippe peu après et se mit à délirer. Conduite à l'asile Bron, elle cherche, dans la voiture, à mordre ses gardiens.

A son entrée à l'asile, l'état physique présente surtout des troubles digestifs ; on note une température de 38°8.

Etat mental : La malade est très agitée, elle parle constamment avec une grande profusion de termes, donnant suite à ses idées délirantes sans faire attention à ce qu'on lui dit. Change constamment de sujet, a des hallucinations de l'ouïe et de la vue, accuse les infirmiers de vouloir lui enlever son fiancé. Pousse des éclats de rire, chante, parfois essaie de mordre ses gardiennes.

25 novembre. — La malade présente une température de 39°3, elle est plus agitée encore qu'à son entrée.

28 novembre. — Même état mental.

3 décembre. — La fièvre tombe, l'agitation diminue.

12 décembre. — Plus de température. Le délire est moins intense, mais la malade rit de temps en temps sans raison et profère des paroles sans suite.

20 décembre. — La malade va de mieux en mieux ; elle ne délire plus ; on la met dans une division de malades calmes.

6 janvier. — Il n'y a plus de délire. La malade raconte

parfaitement les ennuis qu'elle a eus, mais ne se souvient nullement de ce qu'elle a fait et dit pendant son délire.

31 janvier. — La malade engraisse. L'état physique et l'état mental sont bons ; elle rend des services à l'asile.

21 février. — Sort guérie.

Comme la malade précédente, celle-ci a contracté la grippe en dehors d'une épidémie. Ses antécédents héréditaires sont douteux : sa mère est nerveuse, un de ses frères est mort de convulsions, un autre a des idées bizarres. Si elle-même ne présente pas de tare nerveuse, elle se trouvait, au moment où elle contracta la grippe, dans un mauvais état moral, qui a pu aider à l'apparition du délire. Quelle est exactement l'influence de l'état moral sur la « folie » ? Nous répondrons en citant le professeur Gilbert Ballet : « Il n'est pas rare de trouver un ictus émotionnel à l'origine des diverses vésanies. C'est une opinion couramment répandue, que les grandes douleurs morales ou les grandes joies, surtout si elles sont inopinées, peuvent amener la « folie ». Tel est le cas de la perte d'un être cher, de l'amour contrarié, des revers de fortune, des frayeurs vives. Savage a appelé l'attention sur les troubles de l'esprit, qui se développent à l'occasion des fiançailles. » La prédisposition a peut-être ici encore joué un rôle dans l'apparition de la psychose.

OBSERVATION III

(Empruntée à la thèse du docteur Feuillade, ex-interne à l'asile de Bron. Thèse de Lyon, 1899).

X.... 29 ans, expéditeur, entré le 12 février 1899, sorti le 1er mars 1899. Confusion mentale, suite de grippe.

Antécédents héréditaires. — Enfant naturel, mère morte à 45 ans des suites d'une opération sur l'abdomen.

Antécédents personnels. — Le malade a joui d'une bonne santé pendant son enfance. Il a fait cinq ans de service militaire soit en Algérie, soit au Tonkin. Il aurait eu les fièvres intermittentes et aurait absorbé beaucoup de sulfate de quinine. Sa femme se porte bien ; il a deux petits garçons jouissant d'une bonne santé et intelligents. Deux autres enfants sont mort-nés.

On ne note ni syphilis, ni alcoolisme.

Le 20 janvier, le malade, en rentrant de son travail éprouve un malaise général. Il avait de la céphalée, une fatigue générale, quelques frissons. Le lendemain, le malade ne se lève pas, il a une constipation assez violente. Un médecin appelé pose le diagnostic de grippe.

Dix jours après, le malade eut un délire assez violent, et son médecin l'envoie à l'hôpital de Givors. On lui aurait donné de la digitale qu'il considère comme un poison. Il avait grand soif, se serait levé la nuit et aurait bu dans la salle tout ce qu'il aurait trouvé. Le lendemain de son entrée à l'hôpital, il était très agité, voulait partir à toute force, il aurait même battu une sœur. Il fut alors amené à l'asile.

Examen du malade à son entrée à l'asile. — Le malade est faible. Il prétend avoir beaucoup maigri. Tube digestif : bouche amère, langue blanche. Le malade s'alimente difficilement.

Région épigastrique douloureuse, constipation opiniâtre depuis le début de la maladie. Foie débordant légèrement les fausses-côtes, matité splénique, pas de taches rosées, douleurs dans la fosse iliaque, séro-diagnostic négatif.

Cœur : légère tachycardie. Pouls, 110. Température, 39°.

État mental : le malade est un peu agité.

Observations du 13 février au 1er mars. — Le malade se calme de jour en jour. Son état physique s'améliore ; il est traité par les injections de sérum caféiné. Sort guéri le 1er mars.

Atteinte de grippe non épidémique. Ses antécédents héréditaires sont inconnus, le malade est enfant naturel, mais cela commande une grande réserve. Les antécédents personnels ne révèlent pas d'affection nerveuse proprement dite, mais le malade a fait cinq ans de service militaire soit en Algérie, soit au Tonkin, où il aurait contracté les fièvres intermittentes.

Nous relevons, dans l'observation, qu'il présente une légère hypertrophie du foie, de la matité splénique, faits qui pourraient bien être la conséquence de l'ancienne infection palustre. Or, cette infection est une cause fréquente de psychoses, comme le démontre si bien la thèse de notre ami, le docteur Roux, ancien interne à l'asile de Marseille. Dans le cas de ce malade, il y a eu peut-être deux infections surajoutées. En tout cas, la prédisposition ne nous semble pas soutenue.

OBSERVATION IV

(Inédite. — Observée dans le service du docteur Alombert)

La nommée X..., âgée de 19 ans, sans profession, est entrée à l'asile le 1er avril 1906, en est sortie le 23 juin 1906.

Certificat d'admission. — Manie aiguë, probablement hystérique, consécutive à la grippe, violente surexcitation, idées de mort et de damnation, qui alternent avec des accès de prostration. — *Signé*, docteur Bidon, médecin des Hôpitaux de Marseille.

Renseignements fournis sur la malade. — Hérédité et antécédents personnels nuls.

Diagnostic de quinzaine. — Manie.

Observations mensuelles. — 3 avril : Accès d'agitation survenu en cours de grippe, était sujette aux maux de tête et à la constipation. La menstruation s'est établie péniblement. Actuellement très agitée, refus d'aliments ; on nourrit la malade à la sonde.

1ᵉʳ mai — Température un peu élevée, pendant deux soirs, ensuite on note 38°8 ; agitation beaucoup moindre, idées incohérentes.

28. — L'état physique s'améliore ; la malade est calme, mais toujours incohérente, elle mange et dort bien, toutefois elle gâte.

5 juin. — Ne gâte plus ; parle et répond assez bien, à ses parents surtout. Se rend compte de son état.

19. — L'amélioration s'accentue de jour en jour ; la malade reprend peu à peu conscience d'elle-même : elle demande à retourner chez elle.

23. — La malade sort guérie.

Grippe non épidémique ; les antécédents personnels et héréditaires seraient nuls, mais il est bon de faire des réserves en ce cas particulier ; le docteur Bidon soupçonne l'hystérie, la prédisposition est simplement probable.

OBSERVATION V

(Inédite. — Observée dans le service du docteur Alombert, médecin en chef de l'asile Saint-Pierre, Marseille)

Numéro matricule 10.522. Née à Marseille, mariée. Entrée à l'asile le 8 décembre 1906, sortie le 24 avril 1907.

Certificat d'admission. — Cette femme, qui a déjà été atteinte, il y a quelques mois, de troubles mentaux avec idées de suicide, est actuellement atteinte d'aliénation mentale, consécutive à la grippe, avec hallucinations religieuses, agitation, tentative d'homicide sur les membres de sa famille.

Renseignements fournis sur la malade :

Antécédents héréditaires. — Un oncle, frère de son père, est très nerveux ; une proche parente de sa mère a dû être soignée dans une maison de santé. Père mort à l'âge de 38 ans, tuberculeux ; mère remariée ; deux sœurs en bonne santé.

Antécédents personnels. — La malade a eu, à trois reprises, de légers troubles mentaux ; les règles sont régulières, mais douloureuses ; elle n'a eu que deux enfants qui sont vivants et bien portants.

La malade est d'un caractère bon et doux, mais très nerveuse. A la moindre contrariété, au moindre surmenage, elle est sujette à des crises.

Elle a vécu dans un couvent de l'âge de 8 ans à 19 ans. Elle s'y montrait d'un caractère difficile ; vers la fin, pour en sortir, elle commit des imprudences et se mit à ne plus vouloir manger. On dut la retirer. Elle était fort anémiée lors de son mariage.

Elle a eu, en décembre dernier, des idées de suicide, qu'elle essaya de mettre à exécution en février. Après avoir laissé sa petite fille à une voisine, elle se retira dans sa chambre et y alluma un réchaud, mais revenue à la raison, elle ne tarda pas à l'éteindre et s'en fut reprendre son enfant. Son mari la fit soigner à cette époque ; on lui ordonna du bromure et l'hydrothérapie.

Dernièrement, son mari et ses deux enfants furent atteints de la grippe ; elle se surmena pour les soigner, contracta la maladie elle-même et se mit à délirer. Ce délire fut très violent dès le début, la malade se prit à gesticuler, à parler continuellement ; elle cassa une vitre d'un coup de poing. Au bout de cinq jours, deux médecins appelés en consultation, décidèrent de la faire interner.

Certificat de quinzaine. — Atteinte de manie, avec agitation extrême, désordre des idées et des actes, incohérence des propos, évolue sur un fond d'hystérie.

Observations mensuelles. — 15 décembre : Très agitée ; chante et crie jour et nuit. Incohérence. Insomnie complète, croit être arrivée hier. Tousse et crache, mais n'a plus de fièvre.

30 décembre. — Plus calme le jour, dort bien la nuit, répond quelques mots aux personnes qui l'interrogent.

3 janvier. — Redevient très agitée.

5 février. — L'amélioration réapparaît. La malade attend avec impatience qu'on la laisse sortir de l'asile, qu'elle appelle « la caserne ».

15. — L'amélioration continue. La malade demande toujours à rentrer chez elle.

20 avril. — L'état général est bon, la malade est réglée, la raison est revenue.

24. — La malade sort guérie.

Grippe non épidémique. Les antécédents héréditaires sont assez chargés : un oncle paternel est très nerveux, une proche parente maternelle a dû être internée. Les antécédents personnels sont très lourds : la malade a présenté, à plusieurs reprises, de légers troubles mentaux, des idées de suicide, suivies d'un commencement d'exécution. Dans un pareil cas, la psychose a trouvé un terrain tout préparé ; elle n'attendait, en quelque sorte, qu'une occasion pour se manifester. La guérison, à la sortie, était complète, mais le pronostic ultérieur reste sombre ; cette malade pourrait bien délirer à nouveau, sous une autre cause, et devenir une aliénée chronique.

OBSERVATION VI

(Inédite. — Observée dans le service du docteur Alombert, médecin en chef à l'asile Saint-Pierre, Marseille)

Numéro matricule 10.612. Entrée le 15 février 1907, sortie le 19 juin 1907. Âgée de 18 ans, couturière.

Certificat médical d'admission. — Aliénation mentale (stupeur), suite de grippe, dangereuse pour elle-même.

Renseignements fournis sur la malade :

Antécédents héréditaires. — Grand'mère nerveuse. Son père et sa mère sont en bonne santé et ne présentent aucune tare nerveuse. A deux frères et deux sœurs également en bonne santé.

Antécédents personnels. — N'a jamais eu aucune crise, ni convulsion ; état mental parfait avant son atteinte de grippe. La malade a eu la rougeole et une bronchite. Elle a été réglée à 14 ans.

Diagnostic de quinzaine. — Confusion mentale.

État actuel, 20 février. — Aspect déprimé. Atteinte de la grippe ces jours-ci. Dit avoir vu des transferts de morts, mais il est impossible de comprendre les explications embrouillées qu'elle donne. Elle sait avoir 18 ans et se croit à l'asile depuis un mois.

Ne présente pas de température, les urines renferment quelques traces d'albumine. Langue saburrale, herpès circiné de la lèvre supérieure et des ailes du nez.

Observations mensuelles. — 2 mars : Croit être à l'asile depuis un mois. A toujours les mêmes idées macabres. Très émotive, pleure et réclame sa sortie. Nuits tranquilles sans insomnie.

15 mars. — Les idées mélancoliques tendent à disparaître, la malade est calme et aide au personnel.

30. — La malade s'agite, cause avec exubérance, frappe les personnes qui l'approchent.

7 avril. — Amélioration très notable, calme. La malade mange, dort et travaille.

17 mai. — L'amélioration s'accentue de jour en jour.

19 juin. — La malade sort guérie.

Grippe non épidémique. Antécédents personnels et héréditaires nuls ; ce sont ces formes qui offrent le plus de chance d'une guérison complète.

OBSERVATION VII

(Inédite. — Due à l'obligeance du docteur G. Lachaux, médecin-directeur de la maison de santé de Sainte-Marthe, Marseille)

La nommée X..., sans profession, âgée de 24 ans, est entrée à la maison de santé le 18 novembre 1904, sortie guérie le 14 juin 1905.

Certificat médical joint à la demande d'admission :

Je soussigné, docteur en médecine, ex-chef de clinique de la Faculté de médecine, certifie que Mlle X..., âgée de 24 ans, sans profession, domiciliée à X..., est atteinte, à la suite d'une grippe infectieuse, de troubles mentaux, pour lesquels il serait bon qu'elle fût soigné temporairement dans la maison de santé du docteur Lachaux, à Marseille.

Fait à X..., 18 novembre 1904. — Docteur Y...

Renseignements fournis sur la malade. — Ne présente aucune hérédité nerveuse. Pas d'antécédents personnels, coxalgique.

Certificat de 24 heures. — Est atteinte d'aliénation mentale, excitation maniaque avec désordre dans les actes et les idées, agitation très grande, violence.

Certificat de quinzaine. — Est atteinte d'aliénation mentale, excitation maniaque avec désordre dans les actes et les idées, insomnie ; à maintenir.

Observations mensuelles. — Novembre 1904 : Agitation maniaque remontant à 6 mois, consécutive à la grippe. Agitation très grande.

Décembre. — Agitation très grande, avec incohérence dans les actes. Loquacité continuelle. Impulsions violentes pendants lesquelles la malade frappe les infirmières, brise les objets, etc. Insomnie et parfois refus d'aliments. Lucidité intellectuelle relative. Traitement : quinine et morphine ; purgatifs.

Janvier 1905. — Période d'excitation violente, par intervalles, avec loquacité continuelle. Idées érotiques. Bon état physique.

Février. — La malade s'occupe, mange et dort mieux. Excellent état physique. Elle écrit des lettres courtes, mais raisonnables à sa famille.

Mars. — Reçoit assez bien la visite de son père, qu'elle appelle cependant son fils. Se fâche lorsqu'il se retire. Elle est plus calme et s'occupe avec plus de suite.

Avril. — L'amélioration mentale continue avec quelques périodes d'excitation. Bon état physique.

Mai. — L'amélioration mentale continue. La malade s'occupe, reçoit bien sa famille, écrit normalement.

Juin. — Bon état physique. L'état mental est bon. Sortie prochaine. Guérison absolue à la sortie.

Certificat de sortie. — Je soussigné, docteur en médecine, certifie que Mlle X... est sortie, hier, guérie de la maison de santé. — *Signé*, docteur Lachaux.

Grippe non épidémique, Pas d'antécédents. Aucune tare nerveuse. Ce cas, comme le précédent, est essentiellement curable.

FORMES DE CES PSYCHOSES

Il n'existe pas de formes spéciales pour les psychoses consécutives à la grippe. On rencontre d'une façon générale
celles que l'on peut observer après toute maladie infectieuse.

La prédisposition joue évidemment ici, un grand rôle. Il
est, en effet, des cas où la grippe n'a été qu'une cause occasionnelle, l'éclair qui allume l'incendie selon l'expression du
docteur Toulouse. La maladie marquera alors le début d'une
paralysie générale, d'une folie à double forme, ou de n'importe quelle autre affection mentale, qui aurait éclaté un
jour ou l'autre sous une autre cause. Chez les individus
exempts de toute tare vésanique, la réaction ne sera pas non
plus identique, chacun réagit à sa manière.

Les divers auteurs qui ont traité de la question, ne sont
pas toujours d'accord. Le docteur Christian, médecin en chef
de la maison nationale de Charenton, se basant sur 114 cas
d'aliénation consécutive à diverses maladies infectieuses,
trouve que la manie et la stupeur sont les formes les plus fré-
quentes, mais il reconnaît que « les formes du délire ne sont
pas toujours nettement tranchées ; chez le même malade, on
peut voir l'agitation alterner avec la stupeur. » Suivant Dela-
siauve, ces psychoses offrent d'ordinaire un mélange de tor-
peur et d'agitation, qui les ferait ranger parmi les aliéna-
tions demi-stupides. Pour Thore, il n'y aurait qu'un délire

maniaque de courte durée. Le professeur Mairet, de Montpellier, a surtout remarqué chez ses malades, un délire lypé-
maniaque. « A en juger, dit-il, par les cas de folie grippale
que j'ai observés, la grippe, lorsqu'elle joue le rôle de cause
pathogénique, produit une aliénation mentale à forme de lypé-
maniaque. » Le docteur Bidon, dans son article, signale :
1° de la dépression physique ; 2° de l'excitation maniaque ;
3° des psychoses diverses, lorsque la grippe ne joue que le
rôle de cause occasionnelle. Le docteur Leledy, dans sa thèse
inaugurale, rapporte 70 observations ; il admet, comme le
docteur Bidon, 3 catégories : 1° de la mélancolie et de l'hypocondrie ; bien de ses malades, semblables à ceux observés
par le professeur Mairet, présentaient des idées de défiance,
de ruine, de damnation ; ces idées mélancoliques s'exagérant, il a noté de la tendance au suicide, parfois suivie d'exécution ; 2° des excitations maniaques ; 3° des formes diverses en rapport avec la prédisposition. Le docteur Ladame,
de Genève, adopte une division assez semblable à celle du
docteur Leledy ; il reconnaît : 1° des idées de mélancolies et
d'hypocondrie ; 2° des psychoses asthéniques ; 3° d'autres
formes mentales en rapport avec la prédisposition. Althaus
rapporte 117 cas, quelques-uns personnels, mais la plupart
empruntés à d'autres auteurs, il ne note aucune vésanie par-
ticulière. Il a rencontré souvent des idées maniaques, de la
stupeur et 6 cas de paralysie générale; cette dernière affection
se rencontre quelquefois, elle est citée dans plusieurs observations. Ne serait-elle pas, dans certains cas, d'origine infectieuse ? Le docteur Kræpelin, de Berlin, a vu surtout : 1° de
la dépression ; 2° du délire aboutissant au collapsus ; 3° des
psychoses préparées de longue date et que la grippe a simplement fait éclore.

Les exemples que nous avons recueillis ne sont pas assez
nombreux et ne peuvent suffire à faire une opinion. Toute-

fois, entre les diverses qui ont été émises et nous basant sur
nos observations, nous nous rangerions volontiers à celle du
docteur Toulouse, pour qui la forme de ces psychoses est
surtout la confusion mentale, et la manie aiguë, ajouterions-
nous.

Le docteur Toulouse écrit : « C'est même cette forme vésanique, la confusion mentale, qui n'est ni de la manie, ni de
la mélancolie, ni de la démence et qui emprunte à chacun
de ces 3 groupes psychopathiques, quelques-uns de leurs
symptômes, qui paraît devoir être la plus fréquemment observée après les infections graves. » Cette confusion mentale se
caractérise en quelque sorte par un manque de « synthèse »,
les idées n'ont aucune relation entre elles, tout comme les actes.

« Enfin, ce manque de synthèse, est-il dit plus loin, a pour
conséquence dernière, de l'automatisme psychologique, des
hallucinations, c'est-à-dire de fausses perceptions, des
conceptions morbides, c'est-à-dire des idées reliées illogique-
ment, qui s'élèvent, se détruisent pêle-mêle, incapables de
s'ordonner dans le dessin d'une trame délirante quelque peu
serrée. L'activité elle-même, n'étant plus dirigée méthodi-
quement, s'exerce sans contrôle et sans mobile raisonnable ;
les malades crient, gesticulent, frappent, essayent de s'étran-
gler ou de fuir d'une façon impulsive et aveugle. Les centres
moteurs sont là en pleine anarchie comme les centres sen-
soriels et les mouvements, de même que les hallucinations,
sont les bruyantes manifestations de cette dissociation psychologique. » Ceci répond bien à ce que l'on peut relever
dans nos observations. Dans la première, nous voyons que
la malade, par instants calme, s'agite subitement et profère
des paroles incohérentes, qu'elle a des hallucinations auditives, croit entendre des voix, leur répond et dit ensuite reconnaître le bruit des pas de son mari. La seconde malade

présente la même histoire ; elle est très agitée, change constamment de sujet, accuse les infirmières de lui avoir volé son
fiancé, essaie de mordre, puis éclate de rire et chante. Elle a
aussi des hallucinations auditives et même visuelles. Les malades des IIIᵉ et VIᵉ observations ont eu des délires analogues,
mais moins nets. Pour trois autres malades, ceux des IVᵉ,
Vᵉ et VIIᵉ observations, le délire a revêtu la forme de la manie aiguë ; comme les précédents, ils ont présenté aussi des
idées incohérentes et des hallucinations.

PRONOSTIC

D'une façon générale, le pronostic des psychoses grippales est bon. Les sept malades que nous citons après un laps de temps plus ou moins long, trois mois en moyenne, sont sortis complètement guéris de l'asile ou de la maison de santé qui les avait reçus.

Cette constatation est à l'appui de celles faites par tous les observateurs que nous citons, au cours de notre travail. Le professeur Mairet rapporte bien deux cas de mort dans son article, mais ces cas ont trait à des délires initiaux, débutant avec l'atteinte de grippe ; les malades sont morts au bout de quelques jours. Les docteurs Bidon, Pierret, Ladame, Althaus, Kraepelin, Leledy et Feuillade, ont observé surtout des cas heureux : Mais il faut faire une restriction : si la guérison est en général la règle, ceci s'entend pour les individus qui ne présentent pas avant l'atteinte de grippe de prédisposition vésanique marquée. S'il n'en est pas ainsi, si la maladie n'est qu'une cause occasionnelle, si le sujet est déjà un candidat à la folie, on ne peut rien prévoir. La vésanie évoluera comme elle l'aurait fait en dehors de toute atteinte de grippe et son pronostic se tirera uniquement de sa forme. Si l'infection a réveillé par exemple une paralysie générale, il est bien certain que, dès le début, le pronostic sera fatal. Si nous nous reportons à notre observation V, nous voyons que la malade avait présenté, avant son admission à l'asile, des troubles mentaux à plusieurs reprises : une fois même elle tenta de mettre à exécution les idées de suicide qui la hantaient depuis quelque temps. Le pronostic posé pour elle était très sombre ; au début de la psychose, il était impossible de savoir quelle serait son évolution ultérieure. Elle a évolué normalement, mais l'avenir n'en est pas moins lourd de menaces. Cette personne, depuis longtemps, côtoie les confins de la folie ; il est possible, sinon probable, qu'elle y verse quelque jour sous une cause quelconque et même sans cause apparente.

La tentative de suicide relevée dans les antécédents de cette malade, nous amène à un autre ordre d'idées qui n'ont pas trait au pronostic médical lui-même des psychoses grippales, mais ne doivent pas être négligées. Nous voulons parler des conséquences possibles des actes des malades atteints de ces psychoses. Beaucoup présentent des idées mélancoliques, comme l'ont observé bien des auteurs, idées qui, s'exagérant, peuvent donner naissance à des idées de suicide suivies parfois d'exécution. Cette tendance au suicide au cours des psychoses grippales a été signalée dès 1790 par Rush, médecin de Philadelphie, qui rapporte le cas d'un de ces malades qui se précipita par la fenêtre. Pétrequin, en 1837, parle de 4 ou 5 suicides accomplis ou tentés dans les hôpitaux de Paris. Le docteur Leledy en rapporte un cas dans sa thèse, celui d'une femme qui se brûla vive peu après sa sortie de l'asile. Non seulement les malades au cours de ces psychoses peuvent devenir dangereux pour eux-mêmes, mais ils peuvent encore le devenir pour les autres. Le docteur Ladame rapporte le récit d'un drame survenu en 1890 dans la petite ville de Payerne (Suisse), où un jeune homme de 22 ans, d'un naturel doux, tua sa mère au cours d'un accès d'aliénation mentale consécutif à la grippe et qui, son crime perpétré se promenait autour de sa victime, sans se rendre compte de son acte. Dans nos observations, nous voyons la malade de l'observation II chercher à mordre ses gardiennes, le malade de l'observation III battre une sœur. Dans le certificat d'admission de la malade dont nous parlions tantôt (observ. V), nous lisons : « est actuellement atteinte d'aliénation mentale consécutive à la grippe, avec des hallucinations religieuses, agitation, *tentative d'homicide sur les membres de sa famille* ; la personne soignée par le docteur Lachaux (observation VII), avait des impulsions violentes pendant lesquelles elle frappait les infirmières.

Ces faits sont heureusement assez rares, mais il est bon de les connaître pour les prévenir et au besoin, le cas échéant, apprécier la responsabilité d'un individu dans une expertise médico-légale.

ETIOLOGIE ET PATHOGENIE

La relation de cause à effet qui existe entre les maladies
infectieuses et la folie est aujourd'hui bien démontrée.
On pourra lire dans notre bibliographie, le titre de nombre
d'ouvrages sur la question. La grippe est de nature infectieuse et agit d'une façon analogue, mais il semble qu'elle
n'agit jamais seule, il lui faut un adjuvant ; cet adjuvant est
le terrain même sur lequel elle évolue. Il faut qu'il existe une
prédisposition. En général on la trouvera en fouillant les
antécédents héréditaires des malades ; si nous considérons
ceux dont nous relatons l'histoire, nous voyons dans les Iᵉ,
IIᵉ et VIᵉ observations ces antécédents assez chargés et les
malades ont des parents nerveux, des frères et des sœurs
atteints de diverses névroses, il y a eu parfois dans leur famille des personnes internées. Le malade de la IIIᵉ observation est un fils naturel pour qui le doute s'impose. Si les
antécédents héréditaires ne révèlent rien, on trouvera souvent
des antécédents personnels chargés ; les malades présentent
des stigmates d'hystérie ; ils sont en temps ordinaire d'un
caractère impressionnable et bizarre, ont déjà eu quelques
troubles mentaux (observations Iᵉ, IVᵃ, Vᵉ). Quelquefois il
est impossible de noter aucune tare, aucun indice. Mais
on ne peut conclure à leur absence ; les médecins sont souvent
fort mal renseignés par les familles qui volontairement ou
inconsciemment ne rapportent pas certains faits importants.

Nous croyons difficile que la grippe seule chez un sujet normal puisse de toutes pièces créer une psychose.

Comment agit la maladie pour créer ces psychoses ? On a cru à une altération du sang qui serait la cause de tous les troubles, à une anémie cérébrale aiguë que les auteurs « attribuent à un changement dans la circulation capillaire du cerveau, causé par un abaissement soudain de l'action du cœur, d'où survient une modification dans la nutrition et l'action des cellules cérébrales. » (Leledy.)

D'autres auteurs, au contraire, ont invoqué l'élévation de température et l'accélération de la circulation, mais ces délires sont souvent apyrétiques. La congestion cérébrale jouerait un grand rôle d'après beaucoup. Il est certain que ces causes peuvent être invoquées dans bien des cas. Mais l'action pathogénique la plus importante et qui est, à l'heure actuelle, admise par tout le monde, est l'action des produits microbiens.

Cette action est, en tout, comparable à celle d'une intoxication par une substance minérale ou végétale ; intoxication et infection seraient presque synonymes. Telle est l'opinion du docteur Toulouse. « L'alcool, dit-il, détermine un délire qui est le plus souvent apyrétique et qui est le type des délires toxiques et des délires fébriles des maladies infectieuses. » M. Legrain, qui a fait une étude d'ensemble de l'action des poisons, compare les symptômes maniaques qu'ils provoquent le plus souvent, à ceux des maladies aiguës.

Mais on peut aller plus loin encore et montrer l'analogie entre ces délires toxiques et infectieux généralement passagers et s'accompagnant le plus souvent d'excitation, avec les délires qui surviennent dans un grand nombre de maladies chroniques, du foie, du rein, du cœur. Or, quelle est la cause probable de ces désordres psychiques ? Encore des agents toxiques, qui, ceux-là, ne viennent pas du dehors, mais sont fabriqués et retenus dans l'organisme même du malade. Poisons minéraux, végétaux, animaux, infection, intoxication, ou auto-intoxication, voilà bien les causes de ces troubles mentaux, à début soudain, à évolution ordinairement rapide et toujours en rapport direct avec la continuité d'action de l'agent toxique. Ces psychoses grippales sont donc dues à un empoisonnement des cellules cérébrales par la toxine du bacille de Pfeiffer, ou de tout autre si celui-ci n'est pas, comme on tend à le croire, l'agent spécifique de la maladie.

TRAITEMENT

Le traitement de ces psychoses devra, à notre avis, remplir deux conditions : il devra être symptomatique, puis curateur, c'est-à-dire devra tendre à éliminer les toxines qui troublent le fonctionnement des cellules cérébrales.

Symptomatique, il variera selon les cas et les formes. Si le malade est très affaibli, si l'asthénie domine, comme il arrive parfois, il faudra instituer un traitement tonique et réparateur. L'alimentation sera riche et abondante autant que le permettra l'état du tube digestif, qui malheureusement, dans ces cas, est souvent fort précaire. On prescrira des préparations au quinquina qui agira à la fois comme tonique et léger fébrifuge ; le vin, l'alcool sous forme de cognac principalement (docteur Ladame). On pourra ordonner le sulfate de strychnine, les préparations arsenicales, l'arrhénal, le cacodylate de soude.

S'il y a sitiophobie ou si simplement le malade s'alimente mal, comme celui de notre observation IV, il faut, sans tarder, recourir à la sonde.

Contre l'insomnie et l'agitation, on donnera les bains tièdes prolongés, l'enveloppement avec le drap mouillé, le bromure de potassium à dose moyenne, 1 à 2 grammes par jour, le sulfonal 0,50 à 1 gramme. L'opium serait à rejeter. L'hyoscine a été préconisée si l'agitation est trop grande, à doses de 1/2 ou d'un 1/4 de milligramme, mais ce médicament est parfois dangereux ; on ne devra y recourir que dans les cas extrêmes. Le professeur Mairet proscrit contre l'agitation, la potion calmante suivante :

Uréthane, 3 gr.
Antipyrine, 2 gr.
Bromure de potassium, 0 gr. 80.
Extrait de jusquiame, 0 gr. 10.
Sirop de digitale, 30 gr.
Eau de tilleul, 10 gr.

re, par cuillerée chaque trois heures.

Le traitement curateur visera à éliminer les toxines. Une première indication est de surveiller et de faciliter les émonctoires. On donnera du lait, des tisanes diurétiques, des purgatifs ou plutôt des laxatifs répétés. Dans certains cas on aura recours à la saignée. Dans le service du docteur Pierret, à l'asile de Bron, les injections de sérum, de sérum caféiné en particulier, semblent avoir donné d'heureux résultats. (Thèse des docteurs Feuillade et Eug. Faure, ex-internes de cet asile). Les bains tendront aussi à ce résultat ; on connaît leur triple action calmante, antithermique et diurétique. Le lavage du sang trouve ici son indication.

Une question très débattue, en ce cas, est celle de l'internement. Doit-on interner les malades ? Le professeur Pierret et ses élèves s'y montrent complètement opposés. Partisans de la théorie d'Esquirol qui distingue le délire des maladies aiguës de celui de la folie, ils ne considèrent pas ces malades comme des aliénés ; pour eux, on devrait les soigner à domicile, où des salles spéciales leur seraient, au besoin, réservées. Nous lisons même dans la thèse du docteur Feuillade, une charge à fond contre cette idée. Il y trace un noir tableau de la situation à venir du malheureux interné, qu'il représente chassé de partout, rejeté de tous côtés, devenant un ivrogne, « ou un de ces bandits qui, la nuit, attendent les passants aux coins des rues ».

Nous ne pensons pas qu'un homme sortant d'un asile soit un tel sujet de répulsion. Nous nous rangeons à la théorie qui ne fait aucune différence essentielle entre le délire post-fébrile et celui de la folie, nous admettons des psychoses aiguës et des psychoses chroniques et pour nous n'est pas plus taré le malade qui a présenté des troubles cérébraux que celui qui a présenté des troubles cardiaques ou pulmonaires.

Si ces idées ne sont pas celles du vulgaire, il incombe aux médecins de les lui faire admettre. Nous concluons donc à l'internement temporaire. Ces délires ne sont pas aussi courts, du reste, que l'avance le docteur Feuillade, ceux que nous avons observés ont duré trois mois et plus. Enfin, de tels malades, souvent agités ou mélancoliques avec parfois idées de suicide, peuvent être dangereux pour les autres et pour eux-mêmes. Leur état demande donc une surveillance et des soins que ne sauraient leur donner les surveillants des hôpitaux et les gardes-malades ordinaires.

CONCLUSIONS

I. — Tout comme les autres maladies infectieuses, plus facilement peut-être, la grippe, qu'elle soit épidémique ou sporadique, donne parfois naissance à des psychoses.

II. — Les formes de ces psychoses sont surtout, d'après nos exemples, celles de la confusion mentale avec hallucinations et de la manie aiguë.

III. — L'évolution en est assez rapide, trois mois environ, pour les cas qui nous sont personnels.

IV. — Le pronostic est favorable, nous n'avons eu que des guérisons à enregistrer. Mais la grippe peut n'être qu'une cause occasionnelle et ne réveiller qu'une vésanie latente qui évoluera comme en toute autre circonstance et dont le pronostic dépendra surtout de la forme.

V. — Ces psychoses procèdent d'une intoxication par les toxines microbiennes ; mais il semble que la prédisposition soit une condition nécessaire. On la retrouve le plus souvent dans les antécédents héréditaires ou personnels des malades.

VI. — Le traitement devra être d'abord symptomatique et s'adresser, selon le cas, à l'agitation, à l'insomnie ou à l'asthénie ; puis curateur, c'est-à-dire devra tendre à éliminer les toxines perturbatrices.

L'internement, très combattu par certains, nous paraît au contraire utile, car ces malades sont, en certains cas, dangereux : pour eux-mêmes, des idées de suicide ont été observées ; pour les autres, ils sont parfois violents et impulsifs.

BIBLIOGRAPHIE

Ahrens. — Beitrage zur casuistik von psychosen noch influenza Greisswald, 1890.

Albu (G.). — Cases of insanity following « la grippe ». Journal Homœopathic. New-York, 1891.

Ayer. — Mental disturbance of influenza. Boston medical and scien. tific Journal, 1891.

Aronson. — Grippe, pneumonie and insanity. New-York medical Journal, 1901.

Althaus.

Bidon. — Action de la grippe sur le système nerveux. Marseille médical, 1890.

Blomfield. — Case of influenza with cerebral symptoms. British medical Journal. London, 1891.

Becker. — Fall von Geiteskrankeit nach influenza, Neurologische Centralblatt, 1890.

Ballet. — Du délire hypocondriaque dans la grippe. Société médicale. Paris, 21 mars 1890.

Blocq (Paul). — Troubles mentaux dans la grippe Gaz. hebd. de médecine et de chirurgie, 1890.

Bartels. — L'épidémie d'influenza à l'asile d'Hiltarhenner. Neurolo-gische Centralblatt, 1890.

Combemale et Dorian. — Troubles mentaux de la grippe. Echo médical du Nord. Lille, 1900.

Cornil et Durante. — Des accidents cérébraux curables dus à la grippe. Bull. Académie médicale. Paris, 1896.

Creagh (A. G.). — Suicidal tendency during an attack of influenza The Lancet. London, 1891.

Christian. — De la folie consécutive aux maladies aiguës. Arch. gén. de médecine. Paris, 1873.

DAGONET. — Traité des maladies mentales. Paris, 1894.

DELEZENNE. — Revue de médecine, 10 octobre 1892.

EBERLING (G.). — Influenza psychosen. Berlin, 1892

ELKINGS (F.-C.). — Influenza as a cause of insanity. Edimburg Hosp. Rep., 1893.

ESQUIROL. — Des maladies mentales.

FEHR (H.). — Influenza a cause of mental diseases. Hosp. Kjobenh., 1890.

FLINT. — Insanity attributed to la grippe. Northwest Lancet. Saint-Paul, 1890.

FRASTOUR (E.). — Des accidents cérébraux dans la grippe. Journal de médecine de l'Ouest. Nantes, 1876.

FEUILLADE (H.). — Contribution à l'étude des manifestations délirantes qui marquent le déclin des maladies infectieuses. Thèse de Lyon, 1898.

FAURE (Eug.). — Du sérum artificiel en aliénation mentale. Thèse de Lyon, 1900.

GINTRAC. — Article « grippe », nouveau Dictionnaire de médecine et de chirurgie pratiques. Paris, 1873.

GRASSET. — Leçons sur la grippe de l'hiver 1889-1890 recueillies par le docteur Rauzier. Montpellier, 1890.

GIRON. — Revue générale de clinique et de thérapeutique, 1890.

HAGOPOFF. — A propos d'un cas de délire apyrétique survenu chez un convalescent de grippe. Gazette médicale. Paris, 1893.

HARRINGTON (A. H.). — Epidemic influenza and insanity. Boston med. and surg. Journal, 1890.

HAWLEY (G.-T.). — Two cases of mental aberration following grip. New-York, 1894.

HOGE. — Insanity following la grippe. Virginia M. Monthley. Richmond, 1890-1891.

HUCHARD. — Sur quelques formes cliniques de la grippe infectieuse. Société médicale hôpit. Paris, 1890.

HOLTZ (Von). — Psychosen nach influenza. Berlin. Klinisch Wochenschrift.

JOUSSET. — Des formes cérébrales de la grippe Art. Rev. médicale. Paris, 1901.

JOFFROY et BALLET. — Du délire dans l'influezna. Soc. méd. Hopit-Paris, 1890.

KROEPELIN (E.). — Ueber psychosen nach influenza in Dorprat Deutsche med. Wochensch. 1890.

KOCH (B.). — Cas de grippe compliquée et psychose aiguë. Saint-Pétersbourg Ejened, 1900.

KIRN (de Fribourg). — Observations de psychoses consécutives aux affections fébriles. Allgemeine Zutsch für Psychiatrie, 1882.

LELEDY. — La grippe et l'aliénation mentale. Thèse de Paris, 1891.

LEGRAND DU SAULLE. — Du délire dans les maladies aiguës. Annales médico-psychologiques, 1871.

LADAME (De Genève). — Des psychoses après l'influenza. Annales médico-psychologiques. Paris.

LEYDEN. — De l'influenza. Société de médecine de Berlin. Semaine médicale du 16 janvier 1890, Paris.

LEMOINE. — Semaine médicale, 1892.

MISPELBAUM. — Ueber psychosen nach Influenza. Berlin, 1890.

MAIRET. — Grippe et aliénation mentale. Montpellier médical, 1890.

MARRIOT. — The Lancet. London, 1891.

MAYOR. — Revue médicale de la Suisse romande, 1890.

PAILHAS. — Obsessions survenues au cours d'une atteinte d'influenza. Annales médico-psychologiques. Paris, 1893.

PAINE (N.-B.). — Epidemic influenza and insanity. Medical Standard. Chicago, 1890.

PARET et PIERRET. — Mélancolie avec stupeur suite de grippe. Lyon médical, 1892.

PÉTREQUIN. — Gazette médicale de Paris, 1837.

RÉGIS. — Délires de la convalescence. Annales médico-psychologiques. Paris, 1883.

REYNAUD. — La grippe de 1891-1892 dans ses rapports avec l'aliénation mentale et les suicides. Loire médicale. Saint-Etienne, 1892.

RAIZE-DELORME. — Article « grippe » du Dictionnaire de médecine, t. XIV. Paris.

RATHERY. — Accidents de la convalescence. Thèse d'agrégation, 1875.

RUSH. — Inquires and observations. Philadelphie, 1805, t. II, p. 353. On account of the influenza as it appeared in Philadelphia, 1789-1790 and 1791.

SALBIEZ. — Nevrosen und Psychosen nach influenza. Neurol. Centralblatt. Leipzig, 1890.

SERGENT. — Délire post-grippal chez une hystérique. Société médicale des hôpitaux, 1904.

SEGLAS. — Délire dans l'influenza.

TRASTOUR. — De la forme cérébrale de la grippe. Etude clinique. Thèse de Paris, 1893.

TOULOUSE (E.). — Psychoses post-influenziques et post-fébriles : la confusion mentale. Gaz. hôpitaux. Paris, 1893.

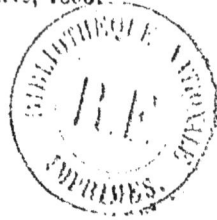

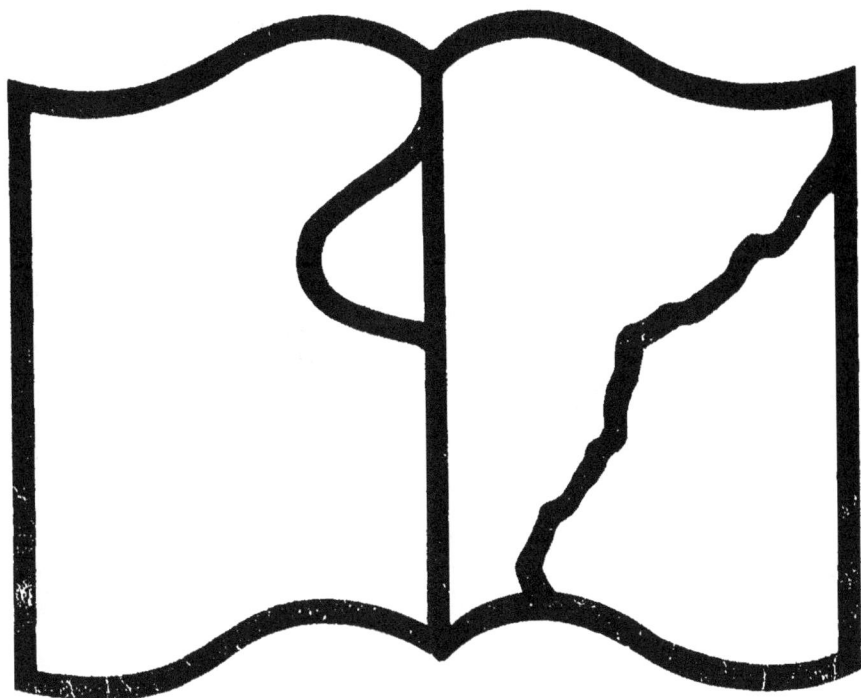

Texte détérioré — reliure défectueuse

NF Z 43-120-11

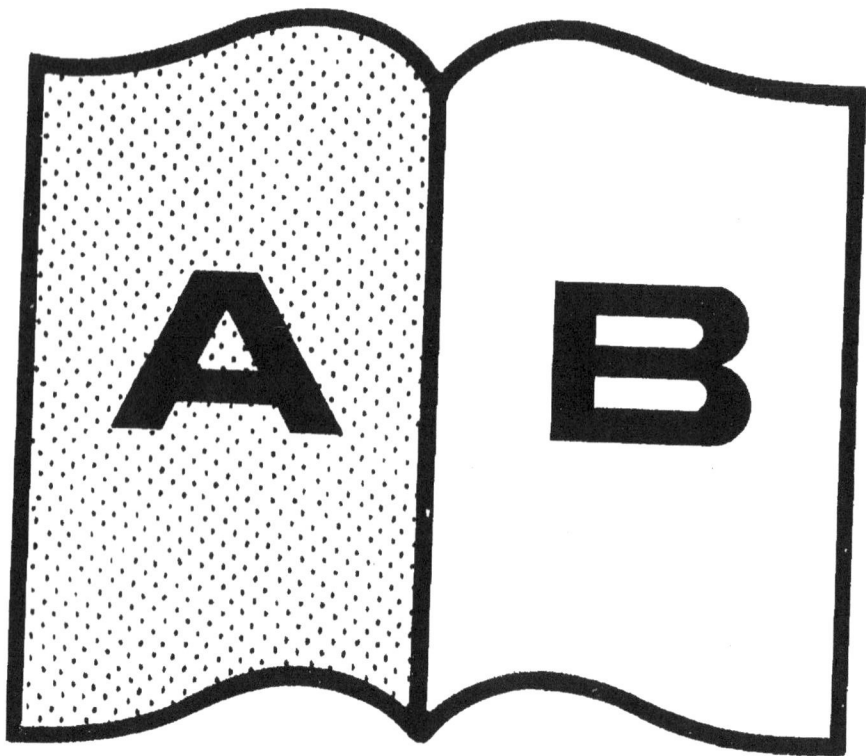

Contraste insuffisant

NF Z 43-120-14